Ahmed Hassan
Mamdouh Yassin

Controlo de qualidade do equipamento de ultrassom Doppler em tempo real

Ahmed Hassan
Mamdouh Yassin

Controlo de qualidade do equipamento de ultrassom Doppler em tempo real

ScienciaScripts

Imprint

Any brand names and product names mentioned in this book are subject to trademark, brand or patent protection and are trademarks or registered trademarks of their respective holders. The use of brand names, product names, common names, trade names, product descriptions etc. even without a particular marking in this work is in no way to be construed to mean that such names may be regarded as unrestricted in respect of trademark and brand protection legislation and could thus be used by anyone.

Cover image: www.ingimage.com

This book is a translation from the original published under ISBN 978-3-659-80950-7.

Publisher:
Sciencia Scripts
is a trademark of
Dodo Books Indian Ocean Ltd. and OmniScriptum S.R.L publishing group

120 High Road, East Finchley, London, N2 9ED, United Kingdom
Str. Armeneasca 28/1, office 1, Chisinau MD-2012, Republic of Moldova, Europe
Printed at: see last page
ISBN: 978-620-7-88094-2

ÍNDICE DE CONTEÚDOS:

CAPÍTULO 1

Introdução

As utilizações médicas dos ultra-sons surgiram pouco depois do fim da Segunda Guerra Mundial, derivadas da investigação de sonares submarinos. As aplicações clínicas iniciais monitorizavam as alterações na propagação de impulsos através do cérebro para detetar hematomas intracerebrais e tumores cerebrais com base na deslocação da linha média. Ult rasound progrediu rapidamente ao longo da década de 1960, passando de simples exames em "modo A" para aplicações em "modo B" e imagens compostas em "modo B" utilizando eletrónica analógica. Os avanços na conceção do equipamento, nas técnicas de aquisição de dados e nas capacidades de processamento de dados conduziram a matrizes de transdutores electrónicos, eletrónica digital e visualização de imagens em tempo real. Este progresso está a alterar o âmbito dos ultra-sons e as suas aplicações em radiologia de diagnóstico e noutras áreas da medicina, tais como imagens de alta resolução e em tempo real, imagens harmónicas, aquisição de dados 3D e Doppler de potência são algumas das inovações introduzidas na prática clínica. Os agentes de contraste para uma melhor delineação da anatomia, a medição da perfusão dos tecidos e a determinação das propriedades elásticas dos tecidos são tópicos de investigação atual

1.1 Componente do sistema da máquina de ultra-sons Transdutor

O transdutor é o componente do sistema de ultra-sons que é colocado em contacto direto com o corpo do doente, alternando entre duas funções: (1) gerar impulsos de ultra-sons. (2) Receber ou detetar os ecos de retorno.

No interior do transdutor existem um ou mais elementos piezoeléctricos. Quando um impulso elétrico é aplicado ao elemento piezoelétrico, este vibra e produz as ondas de ultra-sons. Além disso, quando o piezoelétrico é vibrado pelo impulso de eco que regressa, gera um impulso elétrico.

Formador de vigas

O formador de feixe é responsável pela geração dos atrasos electrónicos para os elementos transdutores individuais numa matriz, de modo a obter a focagem de transmissão e receção e, nas matrizes em fase, a direção do feixe. A maioria dos equipamentos de ultra-sons de modem incorpora um formador de feixe digital e eletrónica digital para a função de transmissão e receção.

Um formador de feixe digital controla o circuito integrado específico da aplicação que fornece comutadores de transmissão/receção, conversores digitais para analógicos e analógicos para digitais, e circuitos de pré-amplificação e compensação de ganho de tempo para cada um dos elementos transdutores da matriz.

Pulsador

O pulsador (também conhecido como transmissor) fornece a tensão eléctrica para excitar os elementos transdutores piezoeléctricos e controla a potência de transmissão de saída através do ajuste da tensão aplicada. Nos sistemas de formadores de feixe digitais, um conversor digital para analógico determina a amplitude da tensão. Um aumento da amplitude de transmissão cria um som de maior intensidade e melhora a deteção de ecos de reflectores mais fracos. Uma consequência direta é uma maior relação sinal/ruído nas imagens.

Operação de eco de impulsos

No modo de eco de pulso da operação do transdutor, o feixe de ultrassom é transmitido intermitentemente, com a maior parte do tempo ocupada pela escuta de ecos. O pulso de ultrassom é criado com uma forma de onda de tensão curta fornecida pelo pulsador do sistema de ultrassom. Este evento é por vezes designado por "main bang". O impulso gerado tem normalmente dois ou três ciclos de duração, dependendo das características de amortecimento dos elementos do transdutor.

Pré-amplificação e conversão analógica para digital

No transdutor de matriz multielementos, todos os passos de processamento são efectuados em paralelo. Cada elemento transdutor produz uma pequena tensão proporcional à amplitude da pressão dos ecos de retorno. Uma pré-amplificação inicial aumenta as tensões detectadas para níveis de sinal úteis. As primeiras unidades de ultra-sons utilizavam circuitos electrónicos analógicos para todas as funções, que eram susceptíveis a desvios e instabilidade. Ainda hoje, as fases iniciais do recetor utilizam frequentemente circuitos electrónicos analógicos.

A eletrónica digital foi introduzida pela primeira vez nos ultra-sons para funções como a formação e visualização de imagens.

Direção do feixe, focagem dinâmica e soma de sinais

A receção de ecos inclui atrasos electrónicos para ajustar a direção do feixe e a focagem dinâmica da receção para alinhar as fases dos ecos detectados a partir dos elementos individuais da matriz em função da profundidade do eco. Em sistemas com formadores de feixe digitais, isto é efectuado com algoritmos de processamento digital. Após o alinhamento de fase, os sinais pré-processados de todos os elementos transdutores activos são somados.

O destinatário

O recetor aceita os dados do formador de feixe durante o período de repetição do impulso, que representa a informação do eco em função do tempo. O processamento subsequente do sinal ocorre na sequência seguinte:

1.   *Ajustes de ganho e sintonização dinâmica de frequência.* A compensação do ganho de tempo é uma amplificação ajustável pelo utilizador dos sinais de eco de retorno em função do tempo, para compensar ainda mais a atenuação do feixe. A curva TGC ideal faz com que todos os limites igualmente reflectores sejam iguais em amplitude de sinal, independentemente da profundidade do limite.

2.   *Compressões de gama dinâmica:* A gama dinâmica define a gama operacional efectiva de um dispositivo eletrónico desde o nível de sinal limiar até ao nível de saturação.

3.   *Retificação, desmodulação:* A retificação inverte os sinais de amplitude negativa do eco para valores positivos. A desmodulação converte a amplitude rectificada do eco num pulso único e suavizado.

4.   *Ajustamento do nível de rejeição:* define o limiar das amplitudes de sinal que podem passar para os subsistemas de digitalização e visualização. Isto elimina uma quantidade significativa de ruído indesejável de baixo nível e de interferências geradas por som disperso ou pela eletrónica (3).

1.2 Visualização da informação Doppler

Existem várias formas de visualizar as informações obtidas através da interação Doppler. A seleção de um ecrã específico depende do modo Doppler (contínuo ou de onda pulsada) e do tipo de informação de fluxo necessária para uma aplicação clínica específica. A informação desenvolvida com o efeito Doppler pode ser transmitida sob a forma de um som audível ou de um ecrã gráfico.

1.3 Som audível

O desvio de frequência Doppler produzido pela maioria das velocidades do fluxo sanguíneo encontra-se na gama audível. A maioria dos sistemas fornece uma saída de áudio através de um altifalante para que se possam ouvir os sinais Doppler. O som contém geralmente uma mistura de componentes que se alteram em frequência e intensidade com o fluxo pulsátil.

1.4 Espectro de velocidade versus visualização do tempo

A figura (1.1) mostra a visualização da velocidade em função do tempo. Chama-se a isto visualização de espetro total, porque dá uma indicação das diferentes velocidades presentes em cada momento. O comprimento da linha vertical representa a gama de velocidades presentes. O topo da linha indica a velocidade máxima. O brilho da linha a uma velocidade específica é determinado pela quantidade relativa de sangue que se move a essa velocidade específica.

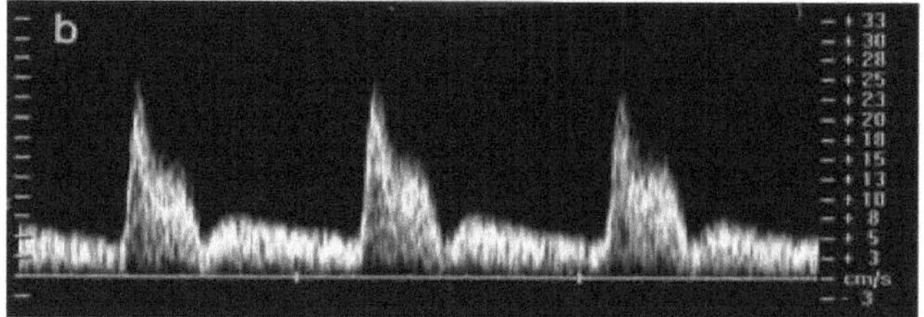

Figure (1(1)   visualização do espetro Doppler

1.5 Ecrã Doppler a cores

As informações de fluxo Doppler podem ser adicionadas à imagem através da utilização de cores. A visualização é determinada pela direção e pela velocidade relativa do fluxo. Normalmente, a visualização a cores é sobreposta à visualização convencional do modo B, que mostra as estruturas anatómicas perto do sangue que flui (4).

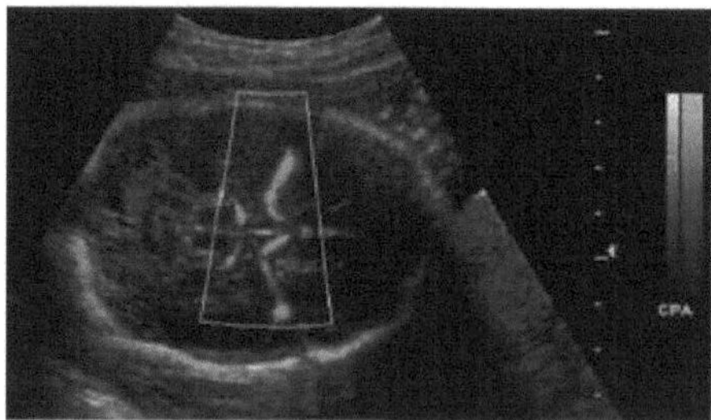

Figure (1(2)   ecrã Doppler a cores

Controlo de qualidade

O controlo de qualidade é a parte do programa de garantia de qualidade que trata das técnicas utilizadas na monitorização e manutenção dos elementos técnicos do sistema que afectam a qualidade da imagem. Por conseguinte, o controlo de qualidade faz parte do programa de garantia de qualidade que trata dos instrumentos e do equipamento. Um programa de controlo de qualidade inclui três níveis de testes:

Nível (1): não invasivo e simples: pode ser efectuado por um técnico e inclui testes como a verificação do cabo do transdutor, da caixa e das superfícies de transmissão quanto a fissuras, separação e descolorações.

Nível (2): não invasivo e complexo: deve ser realizado por físicos médicos ou tecnólogos com formação em procedimentos de controlo de qualidade, uma vez que é utilizado equipamento mais sofisticado, como ferramentas de teste especiais, medidores ou unidades de funções múltiplas computorizadas.

Nível (3): invasivo e complexo: implica alguma desmontagem do equipamento e é normalmente efectuado por engenheiros ou físicos.

Seguem-se os três tipos de testes de controlo de qualidade a vários níveis:

1. Os testes de aceitação são efectuados em equipamentos novos para demonstrar que o seu desempenho está de acordo com as especificações e critérios do fabricante.

2. As avaliações de desempenho de rotina são testes específicos efectuados periodicamente ao equipamento em utilização após um determinado período de tempo.

3. Os testes de correção de erros avaliam o equipamento que está com mau funcionamento ou que não funciona de acordo com as especificações (5).

1.6 Objetivo do estudo

Avaliar o desempenho das máquinas de ultra-sons Doppler através da realização de medições de controlo de qualidade e de testes de calibração em algumas máquinas em hospitais governamentais e privados. Além disso, este estudo visa comparar o desempenho de diferentes tipos de sondas e ilustrar a necessidade de aplicar um programa de controlo de qualidade nos departamentos de ultra-sons Doppler.

CAPÍTULO 2

Materiais e métodos

Tipo de estudo:	Estudo de campo.	
Área de estudo:	O estudo abrangeu 20 clínicas de ultrassom no estado de Cartum.	
Fontes de dados:	Medições de calibração direta, referências e entrevistas.	
Equipamentos:		

Phantom de calibração de ultra-sons 3D (figura 1.1) e phantom de cordas Doppler, (figura 1.3) com as seguintes especificações.

Fantasma ho	Material	ABS preto de 1/4 polegada
Caixa fantasma	Dimensões exteriores	(15x15x15)cm
Superfície de leitura	Material	laminado à base de saran
	Quantidade	2
Retentor de membrana	Material	l/6 polegadas ABS preto
	Dimensões da abertura de leitura	12cmx 12cmx 1 / 6inch
	Localização	Superfície superior de leitura
Janela de varrimento lateral	Dimensões	(11x10,8) cmxl/4 polegadas
Antecedentes	Material	®Zerdine
	Velocidade do som	1540m/s ± 6m/s
	Coeficiente de atenuação	0,5dB/cm/MHz ± 0,05dB/cm/MHz
	Contras	OdB ± 2dB
	Dimensões	(13x13,5x13,7)cm
	Outros	compatível com Harmonic imaging

2.1 Especificação física

Figura de configuração do objetivo (2.1)

Notas Todas as dimensões sem tolerâncias são nominais

Todas as medições foram efectuadas a 22°C+1°C

Todas as medições da velocidade do som e da atenuação foram efectuadas com um transdutor

8

focalizado de 5 MHz

Zerdine

Ovo pequeno	Material	©Zerdine
	Velocidade do som	1540m/s+6m/s
	Coeficiente de atenuação	0,5dB/cm/MHz+0,05dB/cm/MHz
	Contraste	-9dB+3 dB
	Volume nominal	6,9cc
Ovo grande	Material	®Zerdine
	Velocidade do som	1540m/s+6m/s
	Coeficiente de atenuação	0,5dB/cm/MHz+0,05dB/cm/MHz
	Contraste	-9dB+3 dB
	Volume nominal	69cc

O Zerdine, ao contrário de outros materiais fantasma, não é afetado por alterações de temperatura. Pode ser submetido a condições de ebulição ou congelamento sem sofrer danos significativos.

Zerrdine também é mais elástico do que outros materiais e permite que mais pressão seja aplicada à superfície de varredura sem danos subsequentes ao material. À temperatura ambiente normal, a zerrdina simulará com precisão as características de ultrassom encontradas no tecido hepático humano.

A velocidade do som na zerdine pode ser ajustada entre 1430 e 1650 metros por segundo. A atenuação acústica pode ser ajustada entre 0,05 dB/cm/MHz e 1,5 dB/cm/MHz (1).

Modelo de fantoma de corda Doppler (43) figura (2.3)

O motor simula a função de onda específica para reproduzir as formas de onda fisiológicas que variam o fluxo das artérias e dos vasos.

O fabricante calibrou a velocidade do motor entre 10 e 200cm/s. Este fantoma compensa as diferentes velocidades de fluxo, mais lentas na água do que no corpo, e o visor indica a velocidade que o scanner testado deveria estar a detetar.

A velocidade do fantoma de cordas foi verificada e comprovada como estando dentro de ±1% (2).

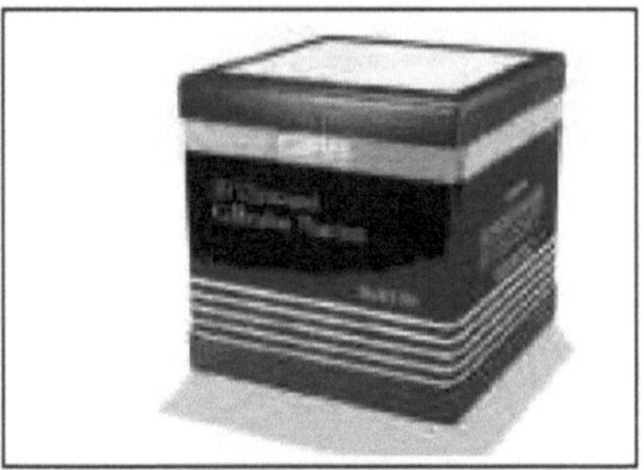

Figura (2.1) Phantom de calibração de ultra-sons 3D

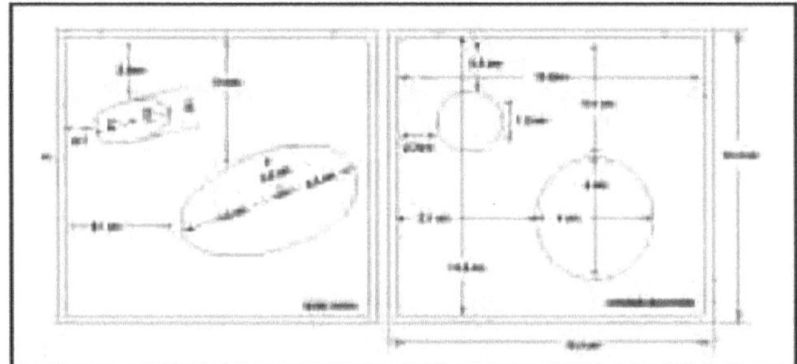

Figura (2.2) Configuração dos alvos no fantoma de calibração de ultra-sons 3D

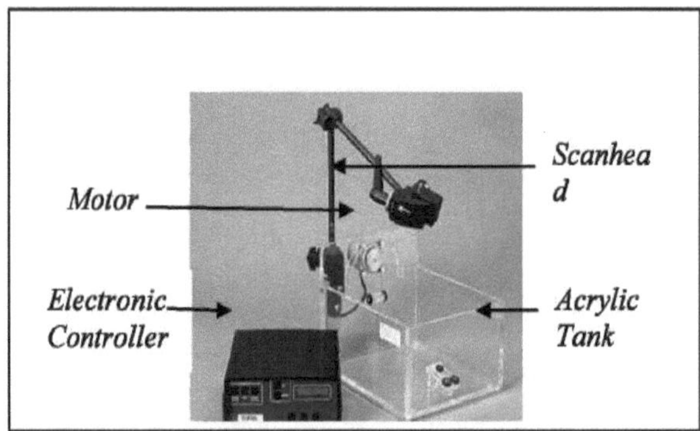

Figura (2.3) Fantasma de corda Doppler

2.2 Testes de controlo de qualidade e respetivo método

Segue-se uma lista dos testes de controlo de qualidade mais comuns e recomendados realizados em equipamentos de ultra-sons Doppler.

1. Precisão da medição espacial.
2. Dimensões lineares.
3. Secção transversal máxima

4.   Perímetro.

5.   Área.

6.   Volume

7.   Profundidade de penetração do Doppler.

8.   Sensibilidade do fluxo.

9.   Volume da amostra.

10.   Ângulo Doppler.

11.   Precisão da velocidade de pico.

12.   Precisão da velocidade de pico.

13.   Aliasing.

14.   Índice de desempenho da sensibilidade.

15.   Resolução de carácter desportivo.

16.   Doppler a cores com aliasing

2.3   Precisão da medição espacial

Os erros de medição de distâncias nem sempre são óbvios e podem facilmente passar despercebidos. O teste da distância vertical determina a exatidão da distância medida ao longo do eixo do feixe. Os erros de distância vertical podem ser causados por desvios ou falhas nos circuitos de temporização internos do sistema. O teste da distância horizontal avalia a exatidão das distâncias medidas perpendicularmente ao eixo do feixe. Os erros de distância horizontal podem ser o resultado de falhas na geometria do transdutor, quer na conceção, quer devido a danos.

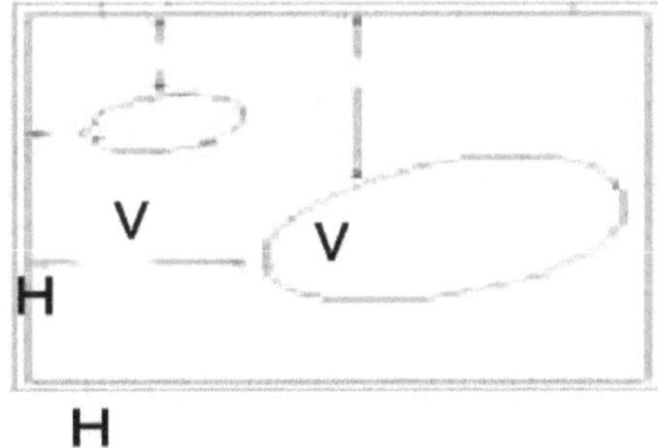

Figure (2(4) medições de distâncias verticais e horizontais

Dimensões lineares

Utilizar o paquímetro eletrónico para medir as dimensões lineares do fantoma

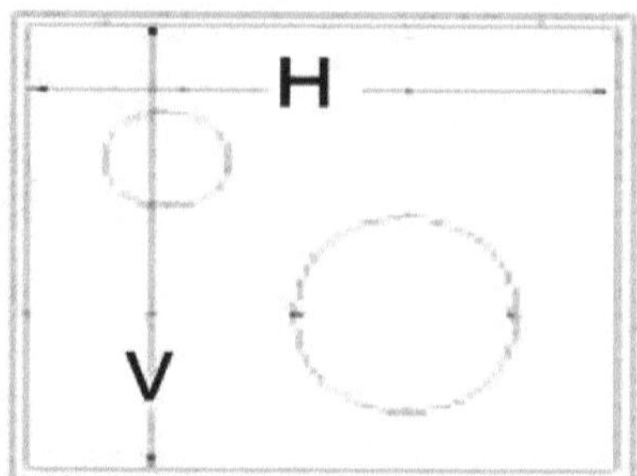

Figure (2(5)   medições da dimensão linear do fantoma

Secção transversal dos alvos

Utilizar o paquímetro eletrónico para medir as dimensões lineares dos alvos

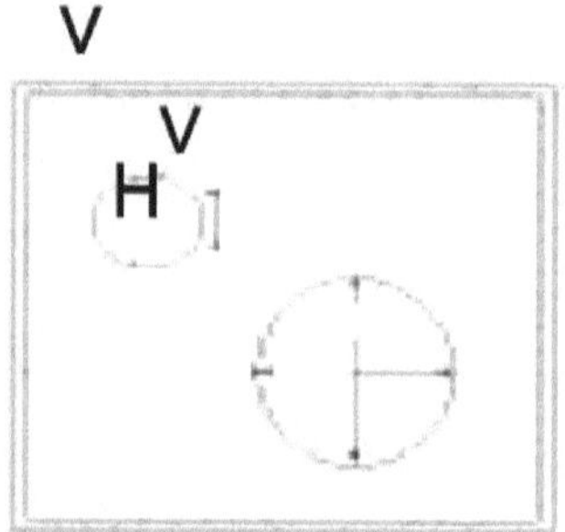

Figure (2(6)   medições da dimensão linear dos alvos

Perímetro

A - Colocar o marcador de calibre à volta dos alvos.

8-   Utiliza a seguinte equação para calcular o perímetro.

$$\text{Perimeter} = (2\,\pi\,\sqrt{1/2\,(b^2 + a^2)})$$

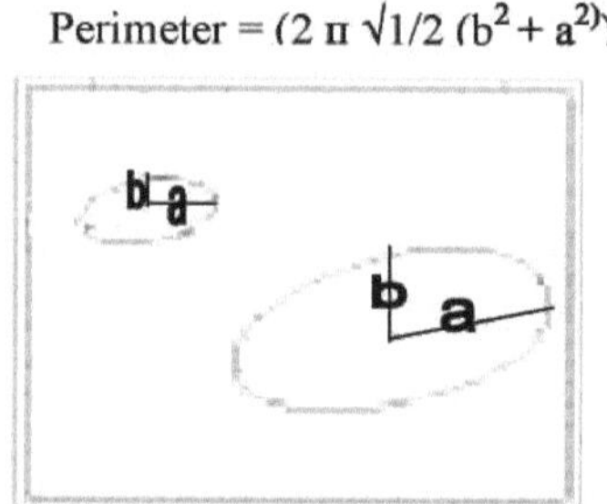

Figure (2(7)   medições do perímetro dos alvos.

Área.

1.   Siga os procedimentos do manual de operações para medir a área-alvo.

2.   Utilizar a seguinte equação para calcular a área.

$$\text{Area} = \pi \, a \, b$$

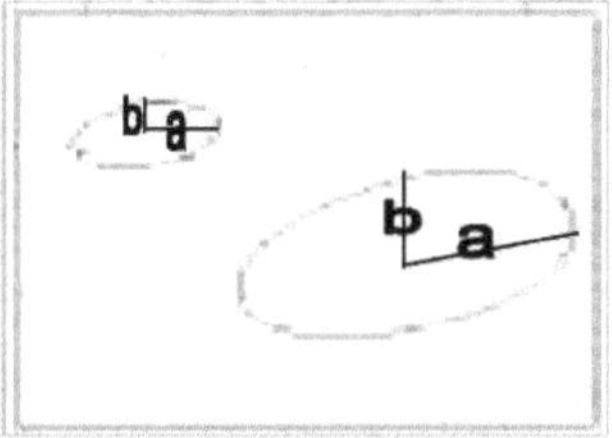

Figure (2(8)   medições da área dos objectivos.

Volume

1. Siga os procedimentos do manual de operações para medir o volume dos alvos.
2. Utilizando a seguinte equação para calcular o volume.

$$\text{Volume} = \frac{4}{3} \prod (a.b.c)$$

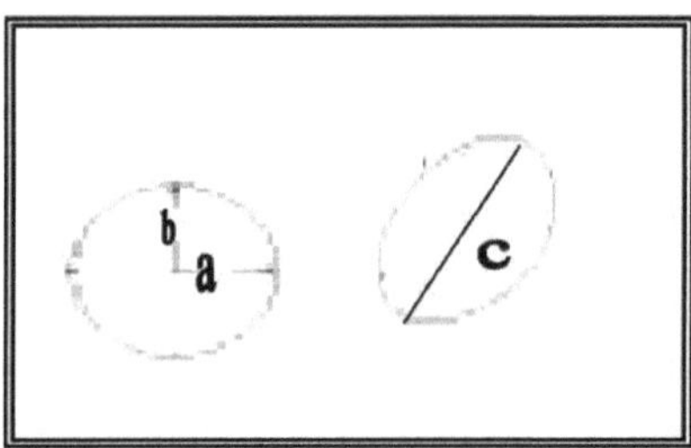

Figure (2(9)   medição do volume alvo

Profundidade de penetração do Doppler

Em primeiro lugar, foi testada a profundidade de penetração do dispositivo em modo B; as medições efectuadas com um paquímetro digital devem variar entre ± 1,5%.

Para avaliar os parâmetros Doppler, utilizando uma função constante a 100 cm/s, a profundidade foi variada para obter a penetração máxima do Doppler, que é a profundidade máxima a que um transdutor pode receber um desvio Doppler ou melhor, um fluxo distinguível do ruído de fundo. Esta profundidade é determinada pelas características técnicas dos transdutores e das unidades de US e pode ser medida utilizando um calibrador específico no vídeo.

A medida da profundidade de penetração do Doppler num fantoma pode não ser uma medida realista para a penetração clínica do Doppler, mas pode ajudar a identificar o transdutor e a amplificação do circuito que estão a falhar. Esta medida pode sublinhar precocemente perdas na amplificação do ganho do circuito e do transdutor.

Sensibilidade do caudal

Na profundidade máxima de penetração do Doppler, a sensibilidade do fluxo é derivada da avaliação do fluxo mais baixo distinguível do ruído de fundo.

Utilizando uma velocidade de 10cm/s, a profundidade do volume da amostra foi variada de modo a obter uma relação sinal/ruído inferior a 6dB. A relação sinal/ruído (S/N) é dada pela seguinte fórmula

$$\frac{S}{N}\,[dB] = 10\,Log\left(\frac{V_p}{V_{min}}\right)$$

Em que **Vp** e **Vmi** n são a velocidade de pico e a velocidade mínima, respetivamente. Este teste fornece a gama máxima em que o nível de ruído é aceitável no fantoma e, consequentemente, no doente, tendo em conta a correlação entre as medições na água e no tecido, respetivamente.

Volume da amostra

Utilizando uma função constante, com 50Hz de frequência de pico e velocidade de 100 cm/s, mediu-se a profundidade do volume da amostra entre o centro da corda, correspondente ao centro do fluxo visualizado, e o ponto de referência, utilizando um paquímetro. Assumiu-se que a dimensão do volume de amostra é a distância correspondente à FWHM ou distância entre dois pontos extremos -3dB em relação ao valor máximo (0dB).

Para garantir a reprodutibilidade do ensaio, a exatidão da dimensão do volume da amostra é equivalente a 50% da dimensão do fluxo visualizado em vídeo. Quando a dimensão do fluxo visualizado é inferior a 1 mm, a precisão da dimensão do volume da amostra é equivalente a 100% da dimensão selecionada, uma vez que é difícil estabelecer uma gama realista aceitável de valores de resolução e reproduzir uma distância tão pequena sem um método objetivo e automático.

Ângulo Doppler

A maior precisão na calibração da velocidade Doppler será obtida se o ângulo da corda no tanque e o indicador do ângulo de fluxo forem regulados com exatidão para valores numéricos específicos.

Utilizando uma função constante com uma velocidade de pico de 100 cm/s, o ângulo, tal como impresso no monitor, deve ser comparado com o ângulo medido para diferentes profundidades. A diferença máxima aceitável é inferior a 5° para velocidades de pico < 70 cm/s

e é inferior a 10° para a velocidade de pico maior. Uma diferença de 5° entre o ângulo selecionado e o ângulo medido produz um erro mínimo de 5% na medição da velocidade. Este erro é proporcionalmente mais elevado, mas aceitável, para a velocidade de pico maior.

Exatidão e reprodutibilidade da medição da velocidade de pico

Nesses testes, o volume da amostra foi movido através da região (que se acredita conter o fluxo) até que a velocidade fosse maximizada. A diferença entre a velocidade de pico medida com um paquímetro calibrado e a velocidade real do vaso simulado pode ser menor que 5%. Uma vez que este parâmetro é muito importante para a aplicação clínica, podem ser testadas velocidades adicionais em alguns equipamentos, de acordo com as necessidades clínicas. A reprodutibilidade pode ser testada repetindo 5 vezes a medição da velocidade de pico. A diferença máxima entre as medições pode ser inferior a 5%, de acordo com Walker (10). Foram utilizadas funções constantes de 100 cm/s e 10 cm/s e uma função de rampa com velocidade de pico de 20, 40, 60 cm/s.

Linearidade na medição da velocidade de pico

Numa regressão linear simples, o coeficiente de correlação entre a velocidade de pico medida e a nominal deve ser próximo de 1. Este controlo permite que os instrumentos reproduzam uma vasta gama de velocidades. Aplicando a teoria dos erros de propagação, somando todas as fontes de erros, obtém-se uma exatidão de 10%, como se mostra no quadro (2.1).

Resolução temporal

Utilizando uma função de rampa com 5 velocidades de pico crescentes no tempo e a taxa de fotogramas mais elevada, foi avaliada a capacidade do sistema para registar 5 eventos diferentes em tempo próximo. Verificou-se que as imagens apresentavam uma reprodução dinâmica aceitável da função simulada, o que corresponde a um nível de aceitação "Sim"

Aliasing

Trata-se de uma falsa indicação da frequência do sinal em resultado da amostragem a baixa frequência. O limiar de aliasing depende da PRF e de uma possível deslocação da linha de base. O aliasing aumenta a alta velocidade e varia com a profundidade, o ângulo Doppler e a PRF. Utilizando um determinado ângulo Doppler, PRF e profundidade, com uma função senoidal ou triangular, foi avaliado e registado o aliasing máximo da velocidade de pico nominal. O valor desejado é "Não", o que corresponde a produzir uma ausência de aliasing. O nível de exatidão percentual não foi avaliado; no entanto, o aliasing foi avaliado qualitativamente.

Índice de desempenho da sensibilidade

A sensibilidade do Doppler a cores foi determinada utilizando um índice de desempenho de sensibilidade, baseado na definição de Browne (12), e definido da seguinte forma:

$$SPI = \frac{P_{LV}}{D \cdot (LV)}$$

Em que PLV é a profundidade de penetração à velocidade mais baixa detetável, que é a profundidade máxima no tecido a partir da qual se pode obter um sinal Doppler isento de ruído estranho; D é o diâmetro do vaso a partir do qual o Doppler do vaso é detectado e (LV) é a velocidade mais baixa detetável que pode ser visualizada sem ambiguidade.

Para o fantoma de cordas, foi sugerido o uso de D igual à unidade, assumindo um vaso "virtual" (6).

Tabela (2.1) testes, níveis de *exatidão* e referências

Tests	Accuracy level	References
Accuracy maximum penetration (%)	± 1.5%	APQCPDU*
Flow sensitivity (dB)	< 6dB	APQCPDU
Accuracy Sample volume dimension (mm)	SVD/2, if SVD >1mm SVD, if SVD <1mm	APQCPDU
Accuracy Angle Doppler (°)	<5° for peak velocity less than 70cm/s <10° for major peak velocity	APQCPDU
Peak velocity precision (%)	±5%	APQCPDU
Coefficient correlation value between nominal and measured peak velocity (adm)	Ranging between (0.9 and 1)	APQCPDU
Aliasing	Yes	APQCPDU
Stability over time of Sensitivity Index (%)	±5%	APQCPDU
Temporal resolution (adm)	No	APQCPDU
Accuracy of peak velocity	±5%	APQCPDU
Vertical distance accuracy	±2mm	AAPM**

Horizontal distance accuracy	±3mm	AAPM
Perimeter	±2%	AIUM***
Area	±2%	AIUM
Volume	±2%	AIUM

*APQCPDU: Um possível protocolo de controlo de qualidade para ultra-sons Doppler, Instituto do Cancro Regina Elena, Roma - Itália, 2003

** AAPM: Associação Americana de Física em Medicina

*** ALUM: Instituto Americano de Ultra-sons em Medicina.

CAPÍTULO 3

Resultados

3.1 Resultados dos testes de controlo de qualidade

(Quadro 3.1) palavras-chave para o controlo de qualidade

Letter(s)	Meaning
H	Horizontal
V	Vertical
LE	Large egg
SE	Small egg
PD	Pulsed Doppler
CD	Color Doppler
N	Yes
Y	No
+K	Tested with Function Constant (10, 60cm/s)
+R	Tested with Function ramp (20, 40, 60cm/s)
+T	Tested with Function triangular (100, 200 cm/s)
+S	Tested with Function sinus (100, 200 cm/s)
AIUM	American institute of ultrasound in medicine
AAPM	American Association of physics in medicine
APQCPDU	A Possible quality Control Protocol for Doppler Ultrasound
*	inapplicable

(Tabela 3.2) Especificações e definições das máquinas testadas

Machine No	Measurement Date	Type	Transducer Serial Number	Frequency MHz	Gain dB
1	3/6/2006	PHILIPS	HD 4000-8500-8182-20	3.5	53
2	20/6/2006	SIEMENS(sono line G20)	C 5-2	5	60
3	20/6/2006	SIEMENS(sono line G20)	C 5-2	3.5	60
4	27/6/2006	FUKUDA BENSHI	FUT C11 1A	3.5	Not displayed

5	8/8/2006	FUKUDA BENSHI	FUT LS 386-9A	3.5	67
6	30/8/2008	ALOKA	UST 934 N	3.5	90
7	5/9/2006	FUKUDA BENSHI	FUT CS CS 602 5A	3.5	64
8	5/9/2006	FUKUDA BENSHI	FUT CS 602 5AJ	3.5	81
9	6/9/2006	FUKUDA BENSHI	FUT CS CS 602 5A	3.5	65
10	1/10/2006	KONTRON	Not displayed	3.5	64
11	2/10/2006	SONO AGE	Not displayed	3.5	Not displayed
12	20/112006	SIEMENS(sono line G60)	C5-2	5	60
13	20/112006	SIEMENS	P 4-2	3.5	60
14	12/12/2006	(GE) logiq 5	3.5 LS	3.5	54
15	12/12/2006	(GE) logiq 108	C 31	3.5	56
16	21/3/2007	Hp sonos	341A07239	2.5	88
17	25/6/2007	ATL	C 7-4	4	Not displayed

Introdução

Os testes de controlo de qualidade foram realizados nas máquinas de ultra-sons em tempo real e de Doppler. Os limites máximos de aceitabilidade para cada teste foram retirados das especificações da norma AIUM, do grupo de trabalho da AAPM e da APQCP.

(Tabela 3.3) Resultados dos testes efectuados pelo fantoma de calibração de 3Dultrasound:

Test Machine	Spatial measurements (cm)				Linear Dimensions (cm)		Cross Section (cm)				Area $(cm)^2$		Perimeter (cm)		Volume $(cm)^3$	
	V	H	H	V	H	V	LE		SE		SE	LE	SE	LE	SE	LE
							H	V	V							
1	6.8	6.1	3.4	1.6	10.8	13.4	3.6	4.2	1.6		4.14	17	8.14	15.21	5.02	76.2
2	6.5	3.1	3.5	1.9	13	13.7	3.7	4.4	1.6		4.8	23.0	8.6	17.6	5	53
3	6.7	6.3	3.6	1.8	13.8	13.8	3.9	4.9	1.8		4.0	22.7	8.6	19.0	6.9	75
4	6.4	3.8	3.4	2	10.5	13.4	4.0	4.3	1.8		5.1	23.6	10.55	19.6	7.1	71.6

Quadro (3.3): Continuação

Test Machine	Spatial measurements (cm)				Linear Dimensions (cm)		Cross Section (cm)			Area (cm)^2		Perimeter (cm)		Volume (cm)^3	
	V	H	H	V	H	V	LE		SE	SE	LE	SE	LE	SE	LE
							H	V	V						
5	6.2	4.0	3.2	0.9	19.1	15.1	4.1	4.9	1.6	5.1	22.8	8.8	17.0	5	66.2
6	6.1	5.7	3.3	2.7	15.7	13.0	3.9	4.7	1.9	4.6	14.3	9.0	18.0	7.0	62.4
7	6.5	3.7	3.4	*	*	13.6	4.0	4.8	1.7	2.9	15	6.7	14.5	3.5	41.0
8	4.8	3.5	3.6	3.5	19.8	13.7	3.4	4.2	1.7	5.0	26.0	10.2	20.3	5.6	51.0
9	6.3	4.2	3.4		22..5	20.0	2.7	3.5	2.1	3.6	28.0	7.0	20.0	6.2	37.5
10	6.5	3.0	3.4	1.6	11.8	13.5	4.0	4.8	1.8	4.6	25.5	8.9	19.0	6.2	70.0
11	6.6	2.6	3.5	1.2	11.5	13.0	4.0	4.8	1.5	8.0	18.0	8.6	18.0	4.5	77.0
12	6.3	4.8	3.4	4.5	13.6	13.0	4.1	6.6	1.7	3.1	20.7	2.8	20.7	40.0	80.0

Quadro (3.3): Continuação

Test		Spatial measurements (cm)				Linear Dimensions (cm)		Cross Section (cm)			Area (cm)^2		Perimeter (cm)		Volume (cm)^3	
Machine		V	H	H	V	H	V	LE		SE	SE	LE	SE	LE	SE	LE
								H	V	V						
13		6.4	3.6	3.2	1.5	11.9	13.8	4.2	4.8	1.7	2.8	13.2	9.2	18.9	2.9	72.0
14		6.2	3.5	2.3	2.5	14.0	13.3	4.0	5.0	1.6	4.3	25.5	8.6	19.9	4.2	70.0
15		6.5	4.2	3.7	2.8	13.3	13.0	3.5	4.1	1.3	5.2	17.8	9.4	22.8	5.8	76.1
16		6.2	2.5	3.7	1.9	10.8	13.7	3.8	4.6	1.7	4.4	24.3	8.1	18.4	4.6	62
17		6.5	3.3	3.4	2.1	*	*	3.98	4.9	1.8	4.9	24.9	9.0	18.9	6.3	63

Tabela (3.4) configuração dos parâmetros

No	Maximum penetration (cm)	Doppler angle (°)	Frequency (MHz)	Gain (dB)
1	31	60	3.5	75
2	3.5	57	5.5	65
3	4	45	4	Not displayed

Tabela (3.5) Resultados dos ensaios efectuados pelo modelo 43 do fantoma de cordas Doppler para PD

Test	Result			Sample
	. PHILIPS	Hp sonos	ATL	
Accuracy maximum penetration (%)	3.2	1.4	0.2	+K
Flow sensitivity (dB)	1.2	0.4	5	+K
Accuracy Sample volume dimension (mm)	1	1.4	1.9	+K
Accuracy Angle Doppler (°)	5	inapplicable	inapplicable	+K
Peak velocity precision (%)	4	4	8	+K
Coefficient correlation value between nominal and measured peak velocity (adm)	0.7-0.9	0.8-0.9	0.93-1	+R
Aliasing	N	N	Y	+TS

Tabela (3.6) resultados dos ensaios efectuados pelo modelo 43 do fantoma de cordas Doppler para CD

Tests	Result			Sample
	PHILIPS	Hp sonos	ATL	
Temporal resolution (adm)	Y	Y	Y	+R
Aliasing (adm)	N	N	N	+TS

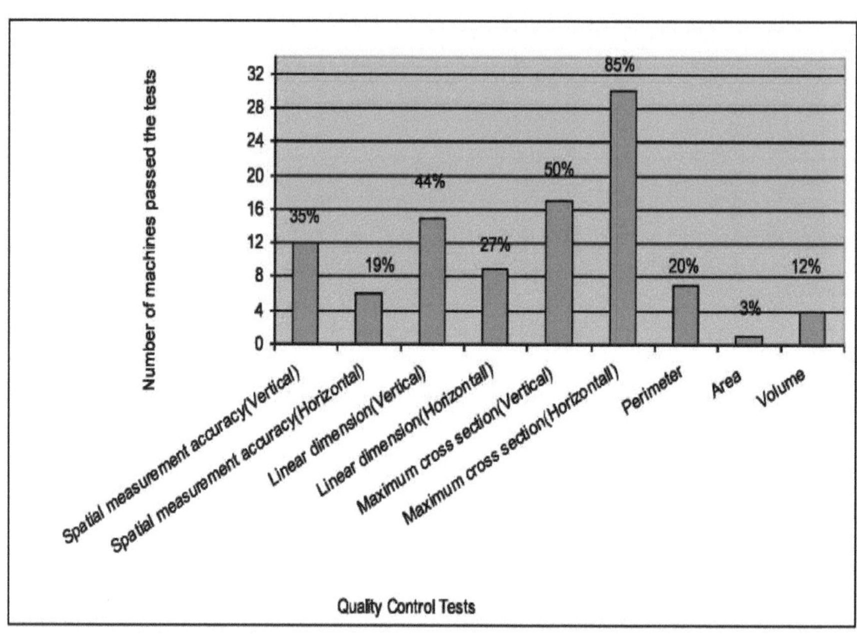

Figura (3.1) resultados dos ensaios efectuados com o fantoma 3D

CAPÍTULO 4
Discussão e conclusão

4.1. Discussão

Dado que não existe um protocolo normalizado internacional, os níveis de aceitação para as medições de controlo de qualidade foram retirados de três referências, nomeadamente, a norma do American Institute of Ultrasound in Medicine (AIUM), o Ultrasound Task Group No. 1 da American Association of physics in medicine (AAPM) e o protocolo emitido pelo Regina Elena Cancer institute, Roma - Itália, com o título "A Possible quality Control Protocol for Doppler Ultrasound for Organization Time Optimization"

Os testes utilizando o fantoma de ultra-sons de calibração 3D mostraram diferentes níveis de desempenho para os aparelhos de ultra-sons testados. 35% do total de aparelhos de ultra-sons estavam a trabalhar dentro do nível aceite de medição espacial (vertical ±2mm), enquanto uma grande percentagem (81%) estava a trabalhar fora do nível de desempenho ideal para o teste de precisão da distância horizontal (horizontal ±3mm). Para o teste da dimensão linear do fantoma, 44% dos aparelhos de ultra-sons estavam a trabalhar dentro do nível de desempenho ótimo (vertical ±2 mm) e a maioria dos aparelhos testados (73%) apresentou um nível não aceite de dimensão linear do fantoma (horizontal ±3 mm). 50 % das máquinas testadas trabalham dentro do limite recomendado para a secção transversal (vertical ±2 mm) e 15 % das máquinas testadas apresentam um nível inaceitável de secção transversal dos alvos (horizontal ±3 mm). Estes erros podem levar a um cálculo incorreto de qualquer dimensão, o que, por sua vez, pode conduzir a informações de diagnóstico erradas. É necessária uma medição exacta e reprodutível para todas as aplicações em que o equipamento será utilizado. A maioria das máquinas (79,5%) não foi capaz de medir o perímetro dos alvos grandes e pequenos com um erro aceite que recomendou o valor de ±2%. Do mesmo modo, uma grande percentagem (97%) das máquinas testadas não conseguiu medir a área do ovo grande e do ovo pequeno com um erro de medição aceite. Além disso, (88%) dessas máquinas não conseguiram medir o volume dos alvos grandes e pequenos com um erro de medição aceite. É de salientar que nenhuma das máquinas testadas passou em todos os testes de controlo de qualidade.

67% dos três aparelhos de ultrassom (Doppler) testados apresentaram resultados não aceites para a precisão do teste de profundidade máxima de penetração.

A medida da profundidade de penetração do Doppler num fantoma pode não ser realista para a penetração clínica do Doppler, mas pode ajudar a identificar o transdutor e a amplificação do circuito que estão a falhar. Esta medida pode sublinhar precocemente perdas na amplificação do ganho do circuito e do transdutor. Os três equipamentos testados apresentaram desempenho aceitável para o teste de sensibilidade ao fluxo, que mostra a faixa máxima no fantoma em que o nível de ruído é aceito (< 6dB) e consequentemente no paciente. O teste de Precisão da dimensão do volume da amostra é aceite para as três máquinas testadas. O teste de Precisão do ângulo Doppler está fora do nível aceite para a máquina testada. Uma diferença até 5° entre o ângulo selecionado e o ângulo medido produz um erro mínimo de 5% na medição da velocidade. Este erro é proporcionalmente mais elevado, mas aceitável para a maior velocidade de pico. O teste de precisão da velocidade de pico está dentro do intervalo ótimo para as duas máquinas testadas. Este parâmetro é muito importante para a aplicação clínica. O teste do valor do coeficiente de correlação entre a velocidade de pico nominal e a velocidade de pico medida não é aceite para (67%) dos aparelhos testados. (67%) dos aparelhos de ultra-sons testados apresentaram resultados aceites para o teste de aliasing. A estabilidade ao longo do tempo do Índice de Sensibilidade de todas as máquinas de ultra-sons é aceite (.33%) das máquinas testadas mostram o nível de aceitação da precisão da velocidade de pico. (100%) dos aparelhos de ultra-sons testados apresentam resultados aceites para a resolução temporal.

4.2. Conclusão

As principais conclusões do estudo podem ser resumidas da seguinte forma: a ausência de um manual de instruções do utilizador, de manutenção preventiva, de kits de controlo de qualidade, de testes de controlo de qualidade realizados e de um organismo autorizado para regular a utilização de ultra-sons médicos no Sudão são as principais razões para a degradação do desempenho das máquinas de ultra-sons (em tempo real e Doppler).

A falta de formação em operação e manutenção de equipamentos de ultrassom leva a uma escassez notável no número de operadores especializados e engenheiros para a manutenção dessas máquinas, particularmente para as máquinas Doppler.

A questão da obtenção de kits de controlo de qualidade e da realização de testes de controlo de qualidade para os aparelhos de ultra-sons médicos é, em geral, negligenciada pelo Ministério da Saúde, sendo este facto considerado uma das principais razões para a degradação do desempenho dos aparelhos de ultra-sons.

Por último, o facto de o Ministério da Saúde não reconhecer - até agora - o importante papel que um físico médico pode desempenhar nos serviços de diagnóstico médico, incluindo a ultrassonografia, agrava o problema atual.

4.3. Recomendações

A partir da discussão e conclusão acima, acredita-se que a implementação das seguintes recomendações ajudará a ultrapassar a atual situação insatisfatória no que diz respeito ao controlo da qualidade das máquinas de ultra-sons:

- Estabelece um Comité de Garantia da Qualidade (QAC) formal que inclui um físico médico, um radiologista, um tecnólogo, um engenheiro e um representante da administração da clínica/hospital. O QAC deve desempenhar as seguintes funções
  1. Desenvolva um programa de GQ que especifique as responsabilidades e o papel de cada membro da equipe na unidade de ultrassom.
  2. Desenvolver um programa de CQ que indique os testes de CQ a realizar, juntamente com os respectivos níveis de tolerância, a frequência de realização e os critérios de interpretação e avaliação dos resultados do controlo de qualidade.
  3. Desenvolver um programa de manutenção preventiva para as máquinas de ultra-sons.
  4. Conduzir um programa de formação e educação contínua.
  5. Estabelece critérios para a aquisição de máquinas de ultra-sons, analisando e avaliando os resultados das máquinas testadas
- À luz da situação atual, em que há uma escassez aguda de engenheiros locais com boa formação, os utilizadores de ultra-sons podem procurar assinar um contrato de serviço com os fabricantes. Podem também considerar a possibilidade de obrigar os fabricantes a formar os técnicos de ultra-sons e os engenheiros em cada máquina adquirida.
- Organizar workshops ou seminários para sensibilizar os radiologistas e os técnicos de ultra-sons para a necessidade de realizar testes de controlo da qualidade dos equipamentos de ultra-sons e para lhes mostrar como podem aumentar a eficiência do seu trabalho.
- Ao adquirir um novo equipamento de ultra-sons, as condições ambientais locais devem ser tidas em conta, uma vez que afectam diretamente o desempenho do equipamento de ultra-sons.

Finalmente, deve ser criado um organismo formal para regular a utilização de radiações não ionizantes. Na verdade, a lei da Corporação de Energia Atómica do Sudão (SAEC) indica que um dos objectivos da criação da corporação é proteger o homem, os animais e o ambiente em geral de quaisquer efeitos nocivos resultantes da utilização de radiações (tanto ionizantes como não ionizantes), pelo que a SAEC é o organismo mais adequado para assumir esta tarefa.

4.4 Sugestões para estudos futuros:

O estudo pode ser generalizado para todos os departamentos e clínicas de ultrassom no Sudão.

CAPÍTULO 5

Referências

1. Manual do fantoma de calibração de ultra-sons 3D CIRS modelo 055.

2. Manual do String Phantom CIRS modelo 043.

3. Perry sprawls, jr, Physical Principles of medical imaging, 1993.

4. James A. Zagzebski, Essentials of ultrasound physics (Fundamentos da física dos ultra-sons). Don Ladig, 1996.

5. Jeffry papp, Gestão da qualidade em ciências da imagem.

6. A Possible quality Control Protocol for Doppler Ultrasound, Regina Elena Cancer institute, Roma- Itália, 2033.

7. Norma AIUM (www.meduniwien.ac.at/zbmtp.hmtl).

8. Lunt M.L., Jenkinson D.F., Kerr D.: Transcranial Doppler blood velocity measurement - the effect of change in velocity profile. Ultrasound Med. Biol.   26(7): 1145-1151,2000.

9. Schulz S.L., Seeberger U., Hengstmann J.H.: Sonografia com Doppler a cores no hipotiroidismo. Eur. J. Ultrasound.16:183-189, 2003

10. Testing of Doppler Equipment: Report 70 of the Institute of Physical Sciences in Medicine, ed. Hoskins P.R., Sheriff S.B., Evans J.A., York 1994.

11. Zagzebski J. A, Performance tests of Doppler ultrasound equipment with a tissue and blood - mimicking phantom, J. Ultrasounds Med Boote E.J.: 7:137-148,1988.

12. Walker A., Olsson E., Wranne B., Ringqvist I., Ask P. Accuracy of spectral Doppler flow and tissue velocity measurements in ultrasound systems. Ultrasound in Med. & Biol. 30(1): 127132, 2004.

13. CEI/IEC Ultrasonic-Real-time pulse-echo systems-test procedures to determine performance specifications. 1390:1996 -07.

14. Browne J.E., Watson A.J., Hosskins P., e Elliot A.T.: Validação de um protocolo de teste de índice de desempenho de sensibilidade e avaliação da sensibilidade do Doppler colorido para uma gama de scanners de ultrassom. Ultrasound Med. Biol. 30(11): 1475-83,2004.

15. Rickey D.W., Rankin R., Fenster A.: Fantasma de avaliação da velocidade para instrumentos de Doppler a cores e pulsado. Ultrasound Med. Biol. 18: 479-494, 1992.

16. Goodsitt M.M., Carson P.L., Witt S., Hykes D., Kofler J.M.: Procedimento de testes de controlo de qualidade de ultra-sons em modo B de tempo duplo. Relatório do grupo de

trabalho de ultrassom da AAPM No.l. Med. Phys. 25(8): 385-1406, 1998.

17. Price R. (ed). Garantia de qualidade de rotina do sistema de imagem de ultrassom: O Instituto de Ciências Físicas em Medicina995.

18. Dudley N.J., Griffith K., Houldsworth G., Holloway M., Dunn M.A.: Uma revisão de dois programas alternativos de garantia de qualidade em ultrassom. Eur. J. Ultrasound. 12: 233-245, 2001.

19. Stewart S.F.C.: Efeitos do transdutor, velocidade, ângulo Doppler e configuração do instrumento na precisão do ultrassom Doppler colorido. Ultrasound Med. Biol. 27(4): 551-564, 2001.

20. Dudley N.J., Griffith K., Houldsworth G., Holloway M., Dunn M.A.: Uma revisão de dois programas alternativos de garantia de qualidade em ultrassom. Eur. J. Ultrasound. 12: 233-245, 2001.

21. Kimme-Smith C., Hussain R., Duerinkx A., Tessier F., Grant

22. E.: Garantia de consistência das medições de velocidade de pico com uma variedade de instrumentos Doppler Duplex. Radiologyl77 (l):265-272, 1990.

23. Relatório n.º 99 do Conselho Nacional de Proteção e Medições das Radiações: Garantia de qualidade para diagnóstico por imagem. Equipamento. Bethesda MD: NCRP 1988.

24. Goldstein A. (a): Efeito da velocidade acústica do líquido do tanque nas medições do fantoma de cordas Doppler. Ultrasound Med. 10:141-148, 1991.

25. Goldstein A. (b): Testes de desempenho do equipamento de ultrassom Doppler com um phantom de corda. J. Ultrasound Med. 10:125-139, 1991.

26. Goldstein A.: O efeito da velocidade acústica nas medições do fantoma. Ultrasound Med. Biol. 26(7): 1133-1443, 2000.

27. Foster F.S., Bums P.N., Simpson D.H., Wilson S.R., Christopher D.A., Goertz D.E, Ultrassom para a visualização e quantificação da microcirculação tumoral. Cancer and Metastasis Reviews: 19: 131-138, 2000.

28. Shigeno K., Igawa M., Shiina H., Kishi H., Urakami S.: Transrectal color Doppler ultrasonography for quantifying angiogenesis in prostate cancer. B. J. U. International 91: 223-226, 2003.

CAPÍTULO 6

Apêndice 1

A cópia impressa mostra a medição da precisão da distância espacial, a secção transversal máxima

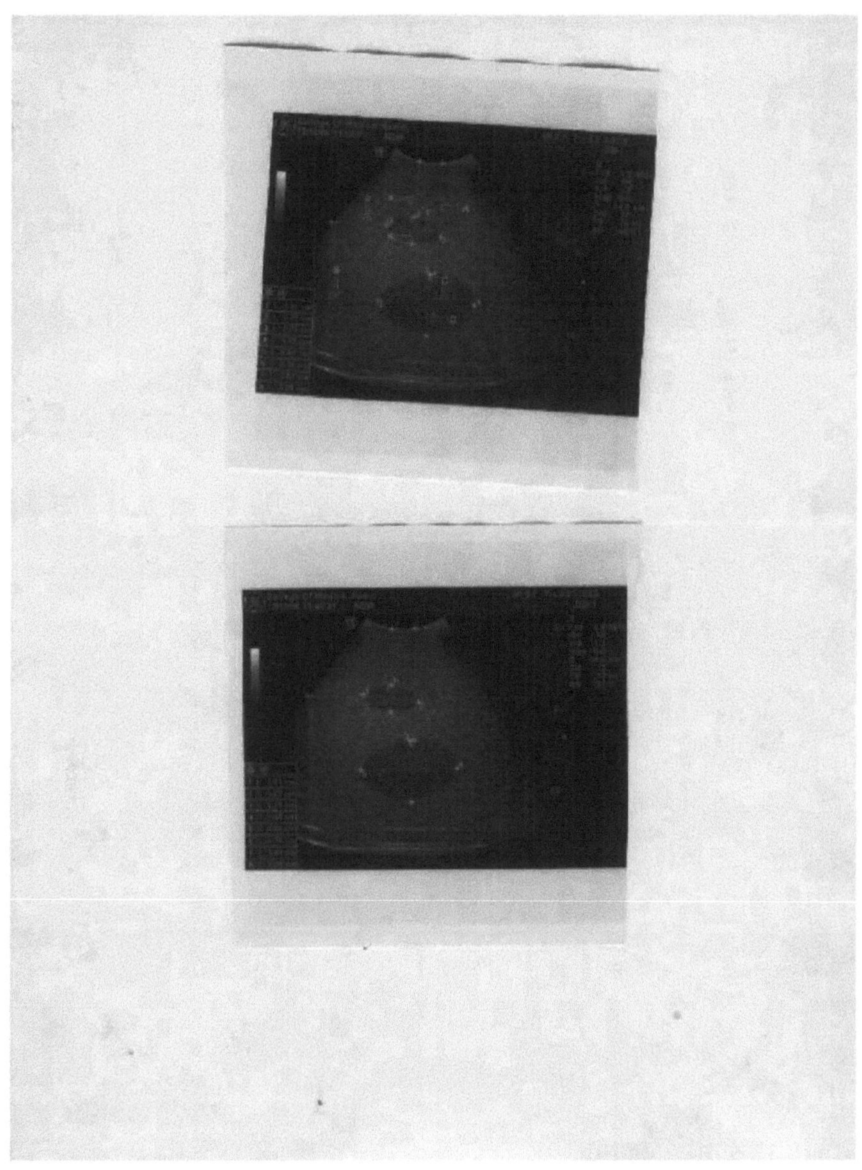

Cópia impressa com medições das dimensões do alvo, dimensões lineares do fantoma

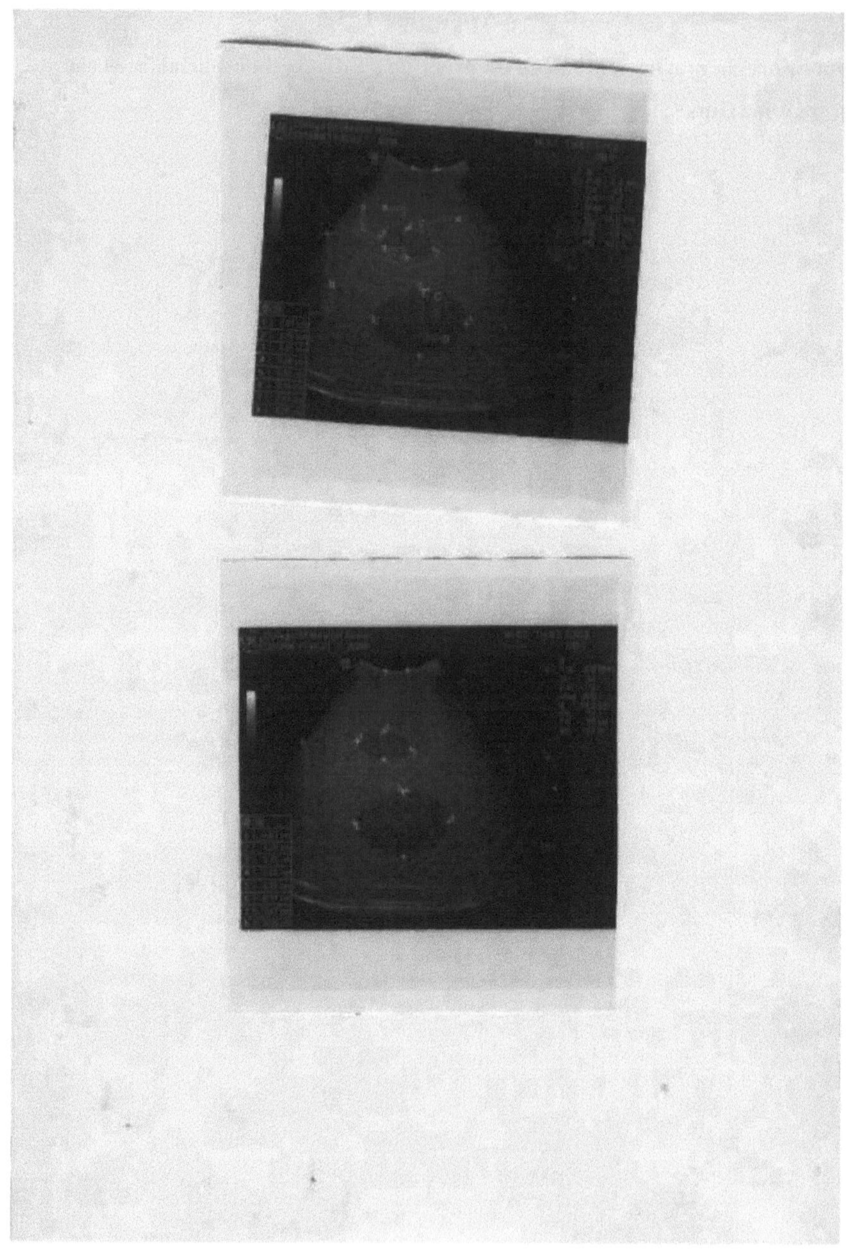

Apêndice 3

Cópia em papel mostra a medição do volume do alvo

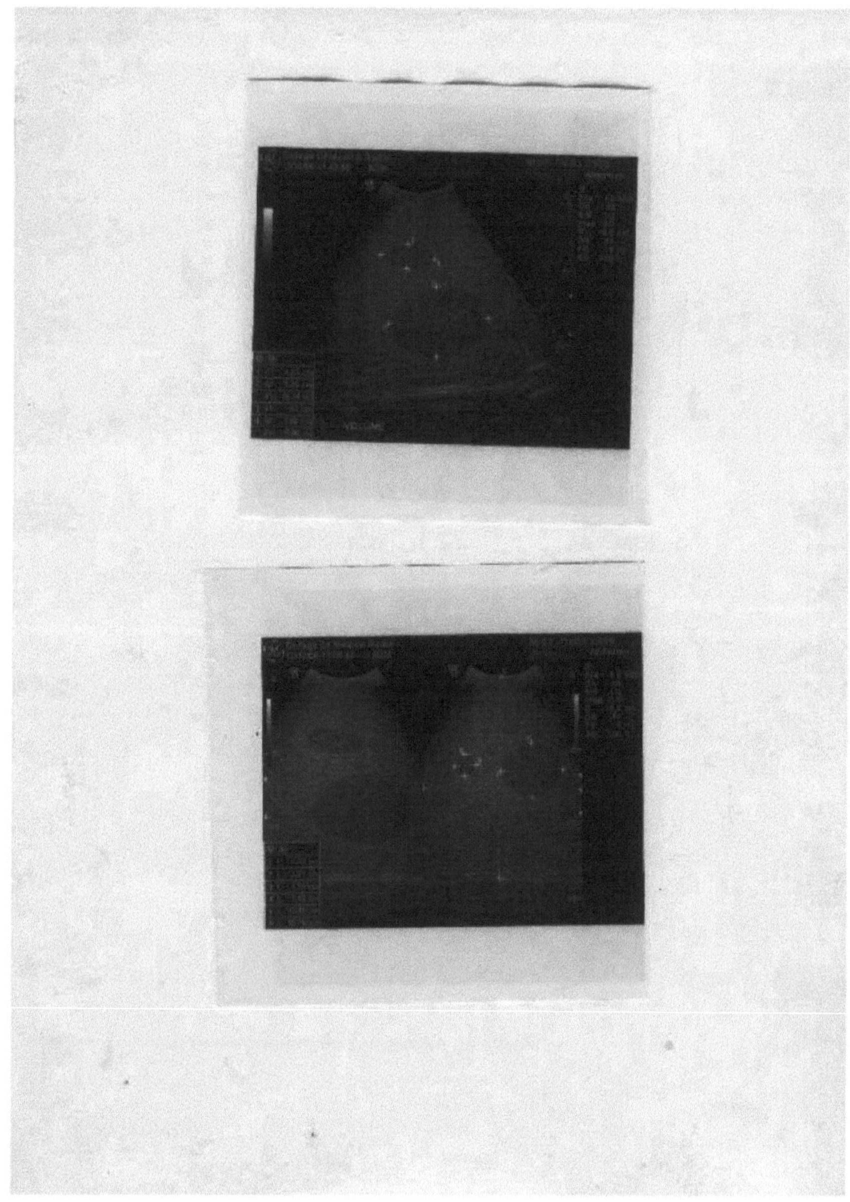

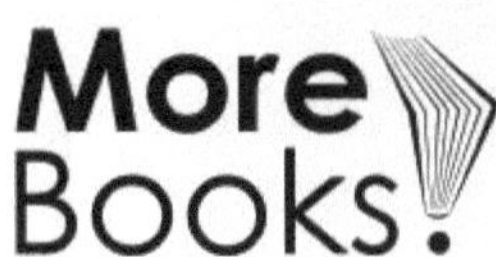

More
Books!

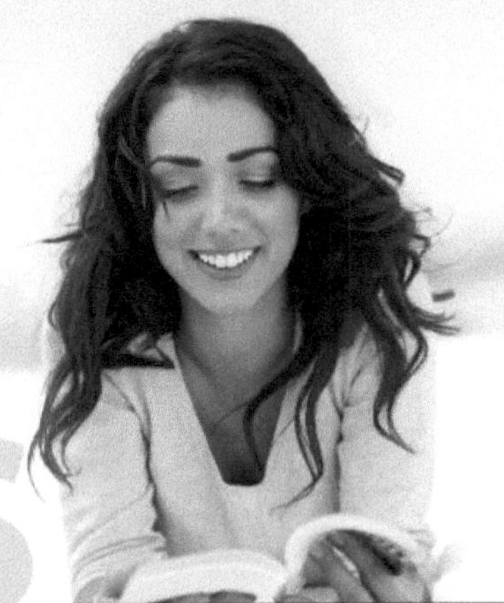

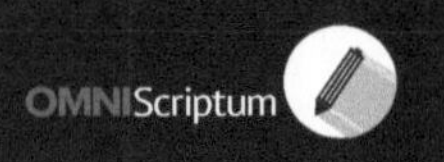

info@omniscriptum.com
www.omniscriptum.com
OMNIScriptum

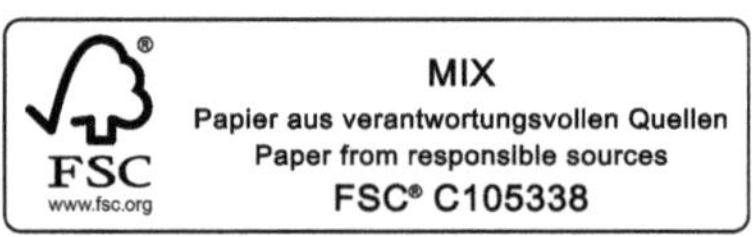

Printed by Books on Demand GmbH, Norderstedt / Germany